AF208319

# Sueños de Propofol
## (La angustia)

Guillermo Domínguez

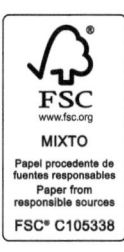

Edición e impresión por BoD – Books on Demand
info@bod.com.es – www.bod.com.es
Impreso en Alemania – Printed in Germany

ISBN: 9788413268927

# *INDICE*

*Este relato está dedicado a mi mujer, Nieves, mi hijo Guillermo y su pareja Clara, a mi sobrino David junto con su pareja Ana. Por su cariño, apoyo, sufrimiento, amor y constancia hacia mí y sobretodo el apoyo que le han dado a mi mujer Nieves, durante mi estancia en el hospital.*

# Introducción

Quiero empezar este relato diciendo que lo que os voy a contar es real, es lo que me paso a mí desde el 24 de Enero hasta que me desperté en la UCI del hospital de Bellbitge.

Empezaremos dando una explicación técnica de lo que es el coma inducido.

Debemos saber lo que es un coma inducido, es cuando se seda a un paciente para reducir su consumo de oxígeno y energía, y poner al cerebro a "dormir". Mientras tanto, se monitorea su actividad.

Se busca proteger el cerebro manteniendo al paciente profundamente sedado y así darle tiempo al cuerpo para recuperarse, ya que en este estado, el órgano necesita menos sangre, oxígeno y glucosa.

"El coma inducido es utilizado en el caso de que una patología o herida cerebral provoque un aumento de la presión intracraneana o para que el paciente se acostumbre, por ejemplo, a una ventilación mecánica que va a durar más de lo habitual, o porque se necesita que no consuma mucho oxígeno, que no se mueva o no tosa", dice el doctor José Miguel Montes, anestesista y jefe técnico de la Unidad de Cuidados Intensivos (UCI) Adulto de Clínica Alemana.

El aumento de la presión intracraneana puede ser causado por una herida en el cerebro, un fuerte golpe, un tumor, un paro o una infección, entre otros. En estos casos, algunos fluidos se acumulan en el cerebro, lo presionan y hace que éste se hinche, pero como el cráneo es rígido e impide que se expanda, la presión interna aumenta.

La clave es proteger el cerebro de una lesión secundaria que se podría provocar por la alta presión interna; porque si bien una hinchazón es un mecanismo del cuerpo para reparar, en el cerebro puede ser dañino, ya que si la presión no es reducida, algunas partes de este órgano dejan de recibir sangre oxigenada.

Como al mantener al paciente en coma inducido se reducen el flujo de la sangre y el metabolismo del cerebro, los vasos sanguíneos se adelgazan, disminuye la hinchazón y con esto, un potencial daño cerebral anexo.

El tiempo que se puede mantener a una persona en coma inducido o farmacológico dependerá de él mismo y de la causa que llevó a inducirlo al coma. Pueden ser días o meses.

¿Cuánto se demora en despertar?
Dependerá del estado y edad del paciente y de los fármacos administrados. Pueden ser varios días.

A medida que la persona va saliendo del coma se podrán ir viendo las secuelas neurológicas reales que han quedado. "Cuando van despertando se empieza la rehabilitación con fonoaudiólogo, sicólogo y kinesiólogo.

Después de tres meses de haber despertado del coma, se hacen varios test neurológicos y sicológicos simples que miden la capacidad de concentración, de movimiento y de lenguaje. Es un proceso largo", explica el doctor Montes.

El estado final del paciente dependerá del daño primario que sufrió. Mientras menor haya sido la lesión, mayor es la posibilidad de que se recupere completamente.

Precauciones y riesgos
El doctor Montes asegura que mantener a una persona en coma tiene sus riesgos, como la formación de coágulos, el desarrollo de una infección pulmonar por no toser y la formación de escaras por no moverse. Entonces, se busca hacer una acción que, realmente, sea un beneficio.

Por otro lado, hay peligro si se manejan mal los fármacos y sus dosis, porque pueden bajar la presión y el nivel respiratorio. Además, dependiendo del paciente y de los fármacos, el cuerpo se puede acostumbrar a éstos y a las máquinas que lo mantienen con vida.

Por eso no es recomendable aplicarlo a cualquier persona ni por mucho tiempo, a menos que sea estrictamente necesario, lo que ocurre en casos de patologías graves; de lo contrario, se utilizaría anestesia por un tiempo corto, como el necesario para una operación.

# El coma inducido

Antes de empezar os he querido explicar lo que es técnicamente un coma inducido, para poder entender el siguiente relato.

Quiero decir que este relato no tenía previsto escribirlo, pero gracias a mi sobrina Irene que puso mucho interés en saber que había soñado en esos días que me pase sedado me he decidido a escribirlo. Aunque la verdad desde el día que pude escribir y tomar notas de voz ya tenía un borrador.

Y quisiera recalcar que yo no soy un hombre de letras, más bien soy de números, por eso lo que cuento es como lo viví yo esos días, no he querido darle florituras ni darle un sentido de novela añadiendo frases y diálogos que yo no recordara y que lo hubieran hecho a lo mejor un poco más interesante, a lo mejor.
Porque entonces, pienso yo, ya no sería un relato autentico, no sería mi vivencia personal, además de querer tener el recuerdo de una

realidad no de una ficción, y así quiero que todo el que lo lea lo sienta, como un realidad.

Mi primera intención era la de olvidarlo todo, por lo mal que lo pasé, pero la verdad es que no me lo quitaba de la mente, todos los días que estuve en la UCI, sin poder apenas moverme, nada más que cuando venían porque les había pedido que me levantasen la cama o me lavaban el día, yo pensaba en aquellos días e incluso durmiendo me acordaba de los episodios de aquellos días.

No sé por qué pero lo tenía muy fresco en la cabeza, no olvidaba nada y cada día me acordaba igual no variaba, por eso tomaba apuntes con el móvil y escritos.

Muchos días pensaba "si la muerte es así, no me quiero morir nunca". Y eso la verdad no me dejaba vivir.

Pero en cambio ha sido ponerme a escribir el libro, y a medida que avanzaba con él, era como si me quitase una losa de encima de mí. El libro me ha hecho cambiar un poco o diría mucho la forma de ver la vida. Recapacito y pienso que lo que nos espera no puede ser tan malo, que creo que solo ha sido producto del PROPOFOL.

Pero después con esto del confinamiento por el Coronavirus me decidí a escribirlo más seriamente y publicarlo, pensando que lo mismo que le gustaría a Irene, le gustaría a más personas saber lo que siente una persona en el estado de coma inducido como el que me encontraba yo. Y así quitármelo también de la cabeza. Que no digo que todo el mundo deba pasarlo tan mal, a lo mejor a alguien le ha salido todo al contrario y se ha divertido, incluso.

Ya que mucha gente ignora lo que pasa y lo primero que te preguntan es si has visto la luz al final del túnel, si has visto pasar toda tu vida por delante, etc. Pues no y puedo asegurar que en mi caso fue algo terrorífico y muy angustioso sin aparecer ningún túnel ni nada parecido. Mucha oscuridad si nunca era de día, pensar que se acababa la vida también, y saber que estabas luchando contra algo muy fuerte también.

Pero allí estaba mi hijo diciéndome "adelante papa que tú puedes "creo que eso era inconscientemente lo que oía y por eso luchaba de la forma que luchaba en cada sueño.

Para mí esos días era como dos vidas distintas, una yo dormido y preocupado por los míos, y otra los míos despiertos preocupándose por mí. Era como vivir en dos mundos paralelos.

Yo sentía como la vida y las horas pasaban pero nunca llegaba el momento de conseguir estar con los míos, estaba atrapado en un mundo que yo no pensaba que fuese real, pero los sentimientos, el ahogo interior decían lo contrario, además de pasar de una situación a otra sin una separación temporal, o sea acababa y al momento me veía metido en otra aventura, por decirlo de alguna manera, siempre había algo que me sucedía y no podía despertar.

# Capítulo 1

# Empieza el viaje

Todo empezó una tarde de Enero, en la que empecé a encontrarme mal pensando que era una gripe. Ante la insistencia de la fiebre de no querer irse de mi lado, optamos por llamar al número de urgencias 061 en el cual nos tuvimos que armar de paciencia ya que hasta las 20.45 no conseguimos hablar con ellos para que mandasen una ambulancia. A las 21.23 viene la ambulancia para llevarme al hospital de la Cruz Roja de l'hospitalet. Entro con un cuadro de empeoramiento de la  disnea, asociando tos, expectoración y fiebre de hasta 39C. Aparte de poliartromialgias generales y cefaleas. Después de pruebas, análisis. RX me dan el alta con el resultado de cuadro gripal bien tolerado salvo la fiebre, con analítica sin signos de alarma. A todo esto se hicieron más de la una de la mañana y yo como había salido en ambulancia con bata y pijama pues a pasar un frio puro de enero a la calle a ver si encontrábamos un taxi. Por allí no pasaba nadie y decidí entrar otra vez al hospital para ver si tenían un teléfono de taxis, tenían solo uno y cuando llame me dijeron que no tenían ninguno disponible por esa zona así que Nieves volvió a salir, esta vez sola a ver si encontraba uno, esta vez sí tuvo suerte y llego un taxi, el cual nos trajo a casa.

Yo ya pensaba que la cosa no iba a salir muy bien, no me convencía lo de cuadro gripal y mandarme a casa con fiebre menos. Era un mal presagio de lo que paso más adelante.

Estas cosas me suelen pasar con sueños o pensando en alguien y a los dos minutos me llama o me dan alguna noticia, que no tiene por qué ser siempre mala.

Pase en casa tres días de los cuales tengo bastantes lagunas en mi cabeza, no sé si debido a los efectos del Propofol que me ha dejado amnesia selectiva o por la fiebre que era constante y llego hasta 40C. Muchas de las cosas que voy a contar me las han recordado mi familia cuando he salido del hospital.

El día 24 de Enero a las 20.15 viene la doctora de urgencias del cap., y tras una exploración y encontrar una fiebre de 40'1C, respiración alargada en hemitorax inferior izquierdo, faringe roja sin exudados, abdomen blando depresible persistente sin dolor a la palpación profunda no

A las 20.49 viene la ambulancia para volver otra vez al hospital, lo último que recuerdo es decirle al de la ambulancia que me pusiera en la camilla ya que me encontraba muy muy mal y se suponía que en camilla me atenderían antes, a lo que él me contesto que no me preocupara que entraría rápido que el tenia mano en el hospital, y así fue tal y como entramos rápidamente me colocaron en un box. En ese momento mi inconsciencia empezó ya no recuerdo nada de lo que paso esos días hasta que desperté. Eso si los sueños son como si los estuviera viviendo. Aun cuando los recuerdo siento que fue verdad que lo había vivido realmente. Según me contaron salió la doctora para decir que tenían poco tiempo para despedirse de mí. Aquí también debemos hablar de la sutileza de la doctora por llamarla de alguna manera, acusando a mi mujer y mi hijo de tardar en llevarme al hospital con un absceso tan grande en el cuello.

En los mismos momentos que le dicen que me estoy muriendo, que no tienen muchas esperanzas para mí. Un absceso dice la señora, yo cuando tenía algo de consciencia no me lo note y la doctora que me derivo a urgencias tampoco, ni los enfermeros y médico de la ambulancia, vamos que éramos muchos para no darnos cuenta. Eso que debería verse, ya que decían ser del tamaño de un sapo, jajajaja.

Después de varias pruebas deciden que el único sitio que estaba preparado para intentar salvarme era en el hospital de Bellvitge, pero estaba el problema del transporte, ¿Cómo me trasladaban? Decían que en el estado en que me encontraba no llegaría. Hasta que el médico de la ambulancia medicalizada dijo que el sí que se atrevía a llevarme y llegar con vida. Yo a ese médico no llegue a verlo ya que estaba inconsciente, pero lo vi al cabo de un mes más o menos que vino a la U.C.I. a visitarme y preguntarme como me encontraba alegrándose mucho de haber conseguido su propósito. Me dijo que él y las dos auxiliares que le acompañaban tenían la costumbre de volver a los pocos días a los hospitales donde llevaban a las personas para interesarse por salud, un gesto que les honra mucho y el cual les agradecí también mucho.


Llegue a Bellbitge sobre la una de la madrugada y rápidamente se pusieron conmigo y empezaron a hacer pruebas según el informe decía: a la llegada el paciente en situación de insuficiencia respiratoria grave con sensación de ocupación laríngea y estridor, se comenta con la UCI.

Se solicita TC de cuello y torax.

Se procede a IOT nº 8 Cormack (traqueotomía). Se conecta a ventilación mecánica. Tras inducción para IOT presenta hipoTA y se inician sobrecargas hídricas.

TAC torácico: se realiza estudio torácico mediante técnica TCMD tras la administración de contraste.

HALLAZGOS:

Tubo orotraqueal bien posicionado.

Se aprecia ensanchamiento del mediastino con trabeculacion difusa de la grasa mediastinica, con presencia de líquido libre, sin colecciones evidentes ni imágenes de neumomediastino. Se asocian adenopatías prevasculares. Paratraquelaes derechas, subcarinales e hiliares bilaterales (la mayor subcarinal de 15 mm). Dichos hallazgos son fuertemente sugestivos de mediastinitis, probablemente relacionada a patología infecciosa/flemonosa cervical.

Discreto derrame pleural bilateral.

Opacidades confluyentes en LLII y opacidad pseudonodular en segmento anterior del LSI, asociándose ocupación de bronquios por secreción espesa, en relación a proceso infeccioso (bronconeumonía).

Leve cardiomegalia.

TAC de cuello

HALLAZGOS:

Se identifica engrosamiento con hipocaptación de la pared faríngea izquierda que se extiende desde la oro faringe hasta seno piriforme se asocia a borramiento del plano graso del espacio retrofaringeo y espacio submandibular con extensión por espacio carotideo bilateral con extensión mediastinica, también se distribuye por espacio cervical anterior izquierdo con trabeculacion de la grasa y del platisma todo ello en relación con cambios inflamatorios.

Ingresa en UCI:

Bajo sedación con Propofol, adaptado.

Hemodinámica: se sigue reanimación hídrica y se inicia Noradrenalina

Dados los hallazgos se contacta con Cirugía torácica y otorrina y se decide intervenir quirurquijamente cuello y torax.

Debían de extirpar el absceso de infección, la cual ya se estaba desplazando camino del riñón afectando el Mediastino, razón por la que tuvieron que actuar los de cirugía torácica.

# Capítulo 2

## Sueño 1

Estaba paseando por las calles de Barcelona, pero era una Barcelona distinta. Era como si fuese el final de un mundo, no había nada en el horizonte, tan solo aprecie grupos de motos dirigidos por un señor muy en plan motero que les enseñaba la otra parte ciudad, en dirección contraria a la que yo me dirigía, se les veía hacer burradas con las motos y correr a gran velocidad sin que nadie les dijese nada me recordaba la película de Mad Max, lo gracioso es que yo pensaba en el sueño, incluso miraba el reloj para saber la hora y no llegar tarde a casa y que no se preocuparan.

Me encontré frente a la empresa J.M. Atractions que anunciaba que tenía unas instalaciones muy novedosas, tipo realidades virtuales pero unipersonales, cada uno se colocaba en una estancia solo.

El tema es que había que entrar en una sala grande tipo almacén, elegir la realidad que querías vivir y pagar, después subías por unas escaleras, por las que te llevaba una azafata o azafato, de esas que quitan el hipo. Había unas cabinas en las cuales tan solo cabía una persona, pero no te sentías estrecho, eran amplias. Te llevaba una azafata o un azafato, como he dicho antes, según te tocase en el turno y te cerraba la puerta por fuera, no podías salir hasta que no acabase el documental que hubieses escogido. Había varias unas con una  pantalla de luces psicodélicas y música a todo volumen, otras eran viajes en coches, motos, motos de nieve aviones a gran velocidad vuelos en paracaídas, parapente, puenting, o caídas por barrancos, era impresionante y realmente alucinante todo viviéndolo en   primera persona. La sensación que daba era que hasta te hacías daño.

Yo como hasta en los sueños tengo que dar la nota dije por el altavoz de emergencia que eso era para niños de cuatro años que ¿porque cobraban?, no sé porque lo dije porque en realidad estaba cagado de miedo.

Me contesto directamente el dueño, diciéndome que cuando acabase la proyección pasara a verlo.

El dueño era un ruso de dos metros por dos metros, un armario de tío vamos. Entonces así lo hice yo todo chulito bajé y me lo encontré pistola en mano diciéndome que ahora me metería en una sala visualizando cinco documentales seguidos y que si no los aguantaba me iba a enterar de las consecuencias.

Hay que decir que mi comentario por el altavoz lo oyeron en todas las cabinas y claro no le sentó nada bien ya que se podía producir un efecto domino.

Bueno me trasladaron a una cabina que además tenía detección de ojos, por si no mirabas a la pantalla, aguante un par de ellos pero a partir del tercero ya no podía más y me encontraba mirando a la derecha, como detrás de una cortina y en la cual lo que yo veía realmente era a un grupo de bailarinas de un baile típico español, y dejaba de mirar por momentos la pantalla que tenía delante sin acordarme ya del detector de ojos, eso los irritaba me avisaban por altavoz que mirase al frente.

Yo ya empezaba a preocuparme por mi mujer ya que estaría preocupada por mi retraso, yo le había dicho que iba a dar una vuelta, además no la podía llamar porque me habían requisado el teléfono móvil.

Como me prometió el ruso de las narices vino la azafata y me abrió la puerta llevándome por unos pasillos a otra zona del edificio distinta, con las paredes que daban a la calle de muro y todas las interiores eran de cristal, también había un montón de cabinas, abrió la tercera y me encontré de pie atado pudiendo ver todo lo que pasaba a los lados y debajo de mis pies, ya que como os he dicho antes todo era de cristal, perdí la noción del tiempo sabía que era de noche pero no sabía qué hora era y que aquello no pintaba muy bien.

Me dijo la azafata que allí dentro nada más me iba a entrar oxígeno puro y que en teoría no se podía estar más de un cuarto de hora.

Al rato en las dos cabinas de al lado entraron dos chicos, saltaban al vacío y subían flotando en el aire, estaban bastante entretenidos. Yo seguía allí quieto cuando al cabo de mucho rato, para mí una eternidad, dicen por los altavoces que se acabó la noche que todo el mundo fuera saliendo de las cabinas y marcharan ya del local.

Yo pensé que ya se acababa la pesadilla, pensé por fin puedo volver a casa, pero no fue así apareció todo el personal y empezó a abrir puertas para que marcharan y que casualidad que la mía no la habrían y eso que les hacía gestos con la cabeza pero nada.

Mire a los dos de mi lado y vi que no habían marchado estaban jugando con las azafatas y les oí decir que iban a cerrar ya las puertas que se marcharan a lo que ello les contestaron que si les dejaban jugar allí un rato con ellas les ayudarían a cerrar el local.

Los dos jóvenes tenían pinta de surferos, rubios con el pelo largo y uno de ellos también tenía unas rastas. Se lazaban al vacío tantas veces como querían y a los dos segundos veía aparecer por arriba brazos en cruz y piernas estiradas, aquella cabina debía de ser un poco más honda que la mía.

Mientras  en el pasillo delante de las puertas de los chicos estaban las dos azafatas hablando y no sé porque también las oía, estaban discutiendo porque una decía que tenía más fama que la otra, cosa que la otra le decía que era  por ser más puta con los clientes.

Después de la discusión una de las azafatas opta por desconectarse, mientras la otra se dispone a divertirse con los jóvenes. Resulto que eran robots tanto hombres como mujeres a los chicos les daba igual se dispusieron a desnudarlas y empezar con unos juegos sexuales con la susodicha azafata mientras uno jugaba con ella el otro le hacía fotos, yo ya no podía más me estaba ahogando veía como pasaba la noche y nadie venía a desatarme y abrirme la cabina les seguía haciendo señales pero lo único que conseguía era que me saludaran, como si me conociesen de toda la vida, de repente veo que la azafata se tumba en una camilla y se quita la cara y se conecta a unos cables, los jóvenes se reían y hacían fotos de ella desnuda y cargándose la batería, debía de estar ya casi agotada y necesitó unos minutos para recargarse cuando de pronto la veo levantarse colocarse la cara y de vuelta a las orgias sexuales con los jóvenes.

Al cabo de un buen rato oigo que se despedían y la chica les acompañaba hasta la salida cerrando la puerta, lo vi porque ya os he dicho que todo era de cristal incluso el suelo. Cuando subió le hice señas para que me abriese la puerta y marcharme como todo el mundo, pero no me hizo ni caso empezó con su ritual de conexión a la corriente y se quedó todo en silencio.

Entonces fue cuando me empecé a encontrarme muy mal a ver como llegaría el día y se me acabaría la vida, puesto que sin poder respirar aire natural no aguantaría la noche entera, cada vez veía la muerte más cerca.

De repente oigo unas sirenas y dos policías llaman a la puerta del local para hablar con el de seguridad, le enseñan una foto mía y dicen mi nombre, yo respire aliviado, por fin me han encontrado, pensé cuando suba el vigilante me vera y me abrirá la puerta, vi como subía el vigilante mirando por las cabinas pasando de mí y bajando a decirle a los policías que no quedaba nadie en el local y que no me había visto porque acababa de entrar a su turno. Yo con las pocas fuerzas que me quedaban daba patadas al suelo pero no me oían sin entender porque yo sí que oía todo.

Todavía no había salido el sol y a mí no me salían ni las palabras de auxilio en realidad sentía que me moría y pensaba que no podía ser de esa manera tan tonta, pensaba en mi mujer mi hijo qué pensarían de donde estaba, que si me encontrarían, si sería un desaparecido más de repente quedo todo oscuro, todo negro, ¿me habría muerto? No sentía nada, silencio, oscuridad.

Las conclusiones que saco de este sueño:

1°- en el hospital me ataron mientras estaba sedado.

2°- en el hospital me quitaron el móvil, anillos, etc. Y se los dieron a mi mujer.

# Capítulo 3

# Sueño 2

De repente aparezco en una terraza todo oscuro, solo se veían algunas luces de edificios que había frente a mí, el cielo negro y pasando mucho frio y me di cuenta de que estaba desnudo. Para mi pasaron muchas horas de pie, me acorde entonces de la cabina de oxígeno y pensé menos mal no me he muerto, ¿pero que estoy en limbo? no las tenía todas conmigo veía aquello demasiado negro, entonces como por arte de magia aparezco sentado en una mesa y oigo que me dicen que si quiero recuperar mi vida tengo que hacer un foto libro como el que días antes había hecho en casa por internet gratis, pero esta vez me dijeron que lo tenía que hacer pagando, dije que sí que estaba dispuesto a hacerlo si me prometían que me dejarían ir a casa, entonces lo haría tranquilamente.

Se negaron rotundamente, tenía que hacerlo allí mismo pagarlo y entonces me podría ir.

No me preguntéis como pero el caso es que tenía mi ordenador allí, entonces empecé a elegir de la carpeta de fotos todas, y para acabar más pronto elegí la carpeta entera, y a esperar a que pasaran todas al programa del libro. Error mío porque había más de 500 fotos y el programa era muy lento para pasarlas todas, no me dejaron retocar nada y menos sabiendo que como cobraban por foto les interesaba que no quitara ninguna, dijeron que me lo hubiera pensado antes.

Pasaban las horas y aquello era lento lento, yo no aguantaba más esa situación y pedía que me dejaran marchar que ya había cumplido con mi parte.

Decían que no que hasta que no pasaran todas las fotos y se efectuase el pago por la pasarela de pago no me podía marchar.

Resultó que el dueño de J.M.Atractions era también el dueño de la página web del foto libro y por eso no podía moverme de allí. Todo se debía a que yo en esa página antes de entrar en hospital ya había echo un video libro gratis, que era la oferta de aquel momento, pero como me quede ahí y no hice uno más de pago, pues les sentó bastante mal mas todo lo que llevábamos acumulado de las cabinas.

Yo seguía pensando en los míos y en si me estarían buscando y que nunca se les ocurriría venir a donde estaba, ya que yo lo había encontrado al azar. Dando un paseo por la calle. En esos momentos yo sentía una lucha interior, una lucha porque no quería morir, intentaba coger con la mano el móvil y el reloj, quería saber qué hora era ya y con el móvil llamar a mi familia para que no se preocupasen, pero no lo conseguía ya que seguía atado de manos y rozaba el móvil con la punta de los dedos y cuando parecía que lo cogía se caía otra vez. Yo seguía diciéndome aguanta no te mueras que lo conseguiremos, lo repetía una y otra vez.

Por fin el programa recopila todas las fotos y llegamos al proceso del pago del libro. Saco la tarjeta visa y hago el pago de ciento y pico de euros, una pasada pienso, podía haber puesto menos fotos, pero bueno con tal de irme pague. Pero paso mucho tiempo y yo seguí allí sin nadie que me hablase y sin oír ningún ruido.

Decidí gritar diciendo que yo había cumplido mi parte del trato y que me dejaran ir, y nada allí nadie contestaba, me empezaba a agobiar mucho el hecho de estar atado y no poder moverme me agobiaba mucho, como en la cabina de oxígeno, de la cual me acordaba y bastante.

Seguía gritando para que me soltaran y entonces oí una voz que me dice que están verificando el pago que debía seguir allí para no pudiera llegar a casa y lo anulara. Me dijeron que debía permanecer allí que había un tiempo mínimo para que ya no lo pudiese anular y que me callara o habría consecuencias.

Todo esto lo tengo muy presente ya que cuando desperté del coma me acordaba de todo e incluso no se me fue la sensación de seguir durmiendo.

Cada día me acordaba de algún episodio de los que había sufrido e incluso hubo de nuevos y están aquí escritos porque me durmieron tres veces más, por periodos cortos, para hacerme unas broncoscopias.

Yo la verdad es que tampoco quería olvidarlo, las horas que pasaba solo en el hospital los recordaba, les daba muchas vueltas intentando sacar similitudes con los sueños y lo que me iban contando la familia cuando desperté.

# Capitulo 4

## Sueño 3

En este sueño ya ha pasado todo y me encuentro en el hospital viendo, en una pantalla de televisión, pasar las fotos que yo había pasado con el ordenador para hacer el foto libro. También pasaban muy lentamente.

Este monitor sí que en la realidad no estaba pero durante este sueño yo iba viendo las horas pero de todos los países sin especificar el país en concreto del que era la hora que veía, canales de video, noticias y pasando canales llegue al canal es en el que empiezan a pasar las fotos. Yo intentaba saber la hora y el día, el día nunca lo conseguí y la hora era un dilema porque según el canal que ponía salía una hora distinta, que me imagino era según los continentes, pero hay que partir que en realidad yo no sabía dónde me encontraba, entonces no podía elegir ninguna.

Me di cuenta entonces de que venían enfermeros e intente parar la secuencia de fotos y poner otro canal cualquiera de los que salían con el mando, no sé porque yo tenía un mando en la mano. No podía pararlo y seguían pasando fotos y fotos, entonces me percaté de que las estaban viendo los enfermeros y que algunas las estaban capturando con el móvil., ya que aquello estaba conectado a internet.
Pero el monitor aquel estaba conectado al sistema general de luces y máquinas de las habitaciones y lo bloqueaba de vez en cuando. Se apagaban las máquinas y saltaban las alarmas de los enfermos. Los enfermeros mientras se lo estaban pasando en grande, riendo con algunas de las fotos que se habían pasado, que ni yo había visto antes, pero estaban en mi ordenador, los veía porque estaban en la sala de descanso, donde almorzaban y comían, que estaba enfrente de mi habitación, que como en la realidad era la habitación 1como en el sueño

también e incluso la misma forma y color de la puerta y la cristalera.

El sistema se bloqueaba porque no estaba preparado para introducir tantos datos y del tamaño de las fotos que eran de alta calidad.

Una de las veces que se bloqueó todo llame al enfermero jefe que se llamaba Jordi en la realidad también y le explique cómo debía de actuar con el ordenador para que todo volviese a la normalidad y no se volviese a bloquear nada y de esa manera también se les borraría de los móviles. Parecía todo tan real que no me podía imaginar que fuese un sueño salvo porque yo hablaba y en la realidad no lo podía hacer ya que tenía hecha una traqueotomía y no me entendía nadie.

Seguidamente vi a Jordi hablando con otro enfermero, me puse en modo cotilla y conseguí escuchar lo que estaban diciendo, y entonces yo aún alucinaba más.

Jordi le decía que había que resistir que si tenían que luchar lucharían, ya que su deber como ángeles era hacer el bien y no permitir los abusos del Obispo, que era contrario a la línea del nuevo Papa.. Yo alucinaba con aquella conversación, pero yo veía que estaban hablando en una actitud muy seria. Después de oír aquello note como me quedaba dormido y empecé a soñar de nuevo.

# Capítulo 5

# Sueño 4

Un día de los que entró Jordi empezamos a hablar sobre diversos temas y le pregunte por la conversación que había oído la otra noche con el otro enfermero. No me negó nada incluso me lo corroboro, y me lo explico todo muy claro, me dijo que ellos eran unos ángeles resucitados que trabajaban para el Papa de Roma, eran una comunidad muy grande que estaba en todos los países del mundo y se habían comprometido a hacer el bien con todo el mundo, ellos venían de distintos países y provincias, porque al ser resucitados en su mismo país o ciudad podrían tener la tentación de contactar con sus familiares, cosa que no querían ya que era una condición para mantener esta situación.

A mí me lo dijo porque según el parecía muy buena persona y creía que contribuiría con su causa si llegaba el momento y moría, explicándome como debían de actuar para que cuando muriera mi cuerpo se pudiese producir el milagro de la resurrección, apareciendo en otro lugar con otra familia y siendo niño otra vez, bueno más bien bebe. Debía dejar explicado que cuando muriese intentaran coger una parte de mí, un trozo de dedo y enterrarlo en un sitio en concreto en el cual crecería una planta con la esencia de mi vida y en cuanto quedase una pareja en cinta entonces por el orden de que se hubo enterrado, ya que no sería yo el único, se me asignaría el cuerpo de una mujer y con el tiempo iría creciendo y estudiando para ser médico o enfermero, dependiendo de mis posibilidades de ser una cosa u otra, ya que estaban distribuidos por todo el mundo.

Esto no me produjo ninguna angustia al contrario me dio más bien una esperanza de nueva vida.

Me explicó que debajo del hospital bajo los cimientos, había toda una ciudad donde vivían, una ciudad igual que la nuestra, pero debajo, también me explicaba que ellos no podían comer normal debían de hacer una dieta especial debido a que no tenían órganos interiores, pero lo raro es que si tenían los reproductivos. Había varias parejas en la planta, en la que yo me encontraba que tenían hijos. Cuando se encontraban solos hablaban en el idioma de ellos. Era un idioma raro unas palabras que me dijo no había quien las entendiese. Tenían hasta sus restaurantes y supermercados no les faltaba de nada. Lo que no quiere decir que no estuviesen también por la parte nuestra como personas normales, bueno que eran normales.

Al poco me encuentro en la ciudad de los Ángeles, era muy normal  eso si con calles estrechas y como ambientada en el siglo 19, sin apenas aceras, oscura muy oscura, pero con mucho movimiento por las calles.

Jordi me llevo a su casa y me contó que durante esos días había habido una serie de infecciones provocadas por el hijo del Obispo del que estaban hablando la noche anterior.

Él era el causante de todo el lio que se había formado y que se formaría más adelante.

El problema estaba en la arena a la que iban cada noche el hijo del obispo y sus amigos junto con las drogas que utilizaban allí.

Los restos de esa droga al juntarse con la arena provocaba una reacción que al pisarla te infectabas irremediablemente.

Jordi les había prohibido a sus hijos acercarse a este chico y a la zona por la que estaban estos individuos, ya que también iba al colegio con su hijo y no se llevaban mal.

Mientras se estaban estudiando los casos para ver cómo se producían los contagios tras descubrir quien era el causante.

Jordi como estaba muy bien situado en la escala de ángeles se dispuso a hablar con el obispo, le dijo que debía desinfectar a su hijo prohibirle salir y además destinar parte del dinero de la caja común de la ciudad, para encontrar un remedio para curar a los ángeles enfermos, a lo que el obispo se negó en rotundo diciendo que las arcas no podían quedar vacías por una tontería. Fue una discusión fuertísima.

La caja común era en la que todos los ángeles daban una parte del salario de sus trabajos.

Aportaban una cantidad mínima para el buen funcionamiento de la ciudad. El Obispo era como si dijésemos el alcalde, era el que mandaba, pero este lo quería todo para él, no quería compartir nada con el pueblo.

Recuerdo que Jordi se enfureció bastante yo no lo había visto nunca así.

Días más tarde el hijo de Jordi llegó a casa con signos de fiebre y malestar al igual que los demás enfermos, entonces Jordi  espero a la noche para coger el coche e ir por toda la ciudad buscando al hijo del Obispo.

Después de conducir durante horas lo encontró junto a otros amigos sentados en la escalera de la iglesia, los vio de lejos, paro el coche se quedó un momento pensando y de repente acelero en dirección a los chicos, no tuvo misericordia paso por encima de ellos sin dejar a ninguno vivo. No llegue a entender si era por algo de los que estaban bebiendo o fumando, la cuestión es que acabo con ellos.

Una vez liquidados el Obispo  quiso detener a Jordi, pero nosotros ya nos habíamos marchado rápidamente de la ciudad.

# Capítulo 6

# Sueño 5

Ya estábamos en la otra ciudad, sentía que me había tele transportado ya que en ningún momento utilice medio de transporte alguno.

Esta ciudad era más alucinante que la otra. En esta había mucha juventud, mucha alegría y música, muchos locales de ocio nocturno, eso sí eran locales de música, droga y perversión.

Os repito que sigo viviendo en una noche continua, para mí nunca sale el sol, siempre es de noche. Yo no vi el día, ni cuando desperté del coma, ya que la cama y las máquinas que me aguantaban con vida estaban al contrario de la ventana, o sea que no podía ver la luz directamente y además que no recuerdo cuando desperté si era de día o de noche, porque todo fue muy confuso para mí.

La ciudad estaba habitada por mucha juventud, no veías personas mayores, estos vestían ropas muy modernas, y las chicas vestían muy provocativas, escotes muy pronunciados y faldas muy cortas o pantalones muy cortos y muy ajustados, Jordi me dijo que esta era la ciudad de reunión de Ángeles y Demonios, parece que aquí si se tenían respeto unos a otros no debería pasar nada era la ciudad de la tregua. Había que encontrar un líder que era el que distribuía toda la droga por todas las ciudades de los ángeles.

En este momento nos separamos y me encontré caminando por una calle larga y con unas aceras también muy anchas. Yo iba por la parte derecha de la calle y paralelamente al paseo marítimo ya que cada vez que pasaba por un cruce veía el mar de fondo. Apenas había farolas iluminando la ciudad.

Me iba entrando en los bares y pubs que iba encontrándome a mi paso, y notaba que la gente se daba la vuelta para mirarme, a mí me daba igual, pero me extrañaba bastante, yo iba a lo mío.

Unos metros más adelante había una plaza con una fuente de colores y me pareció ver a la hija de Jordi, me acerque a hablar con ella y resulto que estaba con el chico que estábamos buscando, al hablarle de que su padre también la estaba buscando me invitaron a marcharme de allí, por las buenas o por las malas

Decidí marcharme, quería encontrar a Jordi y explicarle lo que había visto, no me veía yo con muchas ganas  para solucionarlo por mi cuenta. Continúe por la calle, la cual iba haciéndose cada vez más oscura, porque cada vez había menos bares, sentado en un banco de la calle vi a  un señor que vendía una especie de pajita, con la cual hacia música que te atraía, me pare a hablar con él y según me dijo era muy famoso en la ciudad y que les vendía esto a los invitados a las fiestas que daba en su casa, a la cual me invito.

Era una fiesta típica flamenca, cosa que no acabo de entender pues a mí no es que me guste mucho  el flamenco y en cambio me lo estaba pasando bien.

Cuando llegamos la fiesta ya había comenzado, había muchísima gente, muchos de ellos con el palito en la mano pero ninguno lo toco como cuando se puso el señor a hacerlo, el suyo parecía distinto otro color otra sensación al tocarlo, me explico que era muy antiguo que lo tenía de muchas generaciones atrás y que los nuevos estaban todavía muy frescos. Tenía un sonido muy peculiar, se asemejaba a una guitarra, eso no había quien lo entendiera, pero me imagino que al ser un sueño todo es posible. A mí al cabo de un tiempo ya me empezó a entrar el agobio quería salir de allí como fuera, pero no me era fácil salir de entre tanta muchedumbre. Veía la puerta muy lejos imposible de llegar, ya estábamos como en los otros sueños intentando salir sin poder hacerlo. Había muchos famosos y famosas y cuando me quería ir todos querían saludarme, parecía que todo el mundo me conocía, pero al fin conseguí salir de aquel tormento de fiesta y empecé a caminar ya sin rumbo por las calles, en las esquinas en zonas más oscuras de lo normal me encontraba gente haciendo trapicheos.

Por la carretera iban todos en coches de alta gama deportivos y a unas velocidades como si estuvieran haciendo carreras.

Recuerdo que entre en uno de los garitos que parecía algo más normal, hice algunas amistades y les pregunte por el jefe de la zona, al que había visto con la hija de Jordi.

Me advirtieron que no era muy acertado acercarme a él, pero claro yo quería hablar con la chica.

De pronto todo oscurece y me veo subiendo una escalera, la cual no sé cómo explicarlo también subía estaba hecha de madera como si fuese una bicicleta gigante y los pedales eran los escalones me quiso recordar algún invento de Da Vinci y me dejaba en un cuarto muy oscuro con muchas telas encima de mí que pesaban bastante. Pasaba un tiempo y podía bajar pero tal y como llegaba a la calle me volvía a ver corriendo escaleras arriba y el artilugio ese subiendo también y vuelta otra vez a encontrame tapado, pero en cambio me encontraba seguro, estaba como tranquilo cuando estaba arriba, esto me paso tres veces seguidas y se acabó, no me volvió a pasar más.

También fui a un bar a cenar un poco porque sentía un poco de hambre, al salir de la cena unos tipos me rodearon y no me dejaban pasar, ahí me volvió el agobio el momento en el que estuve rodeado se me hizo muy eterno, entonces apareció Jordi que había recuperado a su hija y me ayudo a escapar de aquellos tipos.

Me dijo que teníamos que salir de allí rápidamente y que le acompañara a buscar a un señor que vivía en otro pueblo más lejano.

Pero eso ya forma parte de otro de los sueños.

# Capítulo 7

# Sueño 6

Estaba en un tren que corría a gran velocidad, íbamos poca gente, pero en cambio al que yo acompañaba no era Jordi, no lo conocía de nada pero me tranquilizaba, me sentía a gusto con él, me decía que no me pusiese nervioso que pronto llegaríamos al destino y que en poco tiempo íbamos a solucionar todos los problemas.

Por fin llegamos a un pueblo, pero solo recuerdo haber visto una estación pequeña, o sea que debería de ser un apeadero, no había gente estaba solitario es más ni me di cuenta que bajaba del tren, me encontraba allí como por arte de magia, pero por lo menos, esta vez, comenzaba la cosa más tranquilo. Empezamos a caminar por el campo junto a la orilla de un rio, aquello no era un camino pero el hombre estaba muy seguro de que íbamos  hacia algún sitio en concreto, lo que bien empezó se empezaba a torcer, el camino se me hacía largo y pesado, volvía como en los demás sueños a ser de noche, cuando salí del coma y recordaba todos estos sueños me extrañaba tanta nocturnidad, hasta que vimos a lo lejos una casa con luz.

Cuando llegamos a una distancia prudencial el hombre me dijo que me quedara allí estirado en el suelo, menos mal que sin atar, y que se iba a acercar a la casa puesto que tenía que hablar con ellos, que eran familia de él, que no me preocupara y que creía que nos ayudarían.

Estuve esperando un rato allí en una postura inmóvil como si me hubiese muerto, no notaba nada ni el paso del tiempo, ni aire, ni frio, ya me daba igual todo, tenía la sensación de que algo tenía que pasar. No sabía cuánto tiempo había pasado allí tumbado cuando de pronto vi venir al hombre acompañado por otra persona, al llegar junto a mí me dijeron que me levantara del suelo y que les acompañara, fuimos los tres hacia la orilla del rio, otra vez, allí había una barca del señor que nos acompañaba. Era un señor mayor muy callado y serio, ni siquiera me lo presento.

Cuando nos subimos a la barca el hombre mayor se volvió a la casa y fue entonces cuando el señor que iba conmigo me dijo que era su padre, pero que no nos podía ayudar más que dejándonos su barca para huir, ya que él también estaba en el punto de mira de los mismos a los que nos teníamos que enfrentar nosotros.

Esperamos unos minutos sentados en la barca viendo como el hombre mayor se alejaba llegando a la puerta de su casa, y entonces sucedió lo inevitable aparecieron dos hombres encapuchados y con unas túnicas largas y empezaron a hablar con él, parecía que discutían mucho y él lo negaba todo con la cabeza y hacia muchos aspavientos, entonces uno de los asaltantes se acercó la mano a la cintura saco un cuchillo clavándoselo al padre de mi amigo.

Fue en ese momento en el que nos pusimos a navegar como locos, yo con un miedo o más bien un estado de pánico que no podía aguantarlo, veía otra vez a la muerte cerca, hasta que nos vimos lejos de la orilla.

Estuvimos navegando mucho tiempo entre montañas muy altas, las cuales no dejaban ver el cielo.

Llegamos a una zona de las montañas, de una piedra rojiza, me recordaba algo pero no sabía que, tenía la sensación de que ya había estado allí. Ahora en la realidad una vez que recuerdo los sueños me parecía estar por el Cañón del Colorado en EEUU.

Nos bajamos de la barca, y empezamos a subir por las colinas, yo ya me encontraba cansado no podía respirar bien, cuando estábamos bastante altos vimos como un pequeño grupo nos perseguía.

Ya no podía más, me ahogaba, interiormente me decía aguanta, no lo dejes ahora, hazlo por tu familia, tienes que volver a verlos.

Esto no sé porque pero se repitió dos veces, la segunda vez yo estaba en otro sitio y volví a aparecer en la parte de la barca y otra vez la huida. Pero no tenía un final, era un continuo correr perseguido por los mismos siempre. Y ahogándome sin poder respirar bien.

Esto termino así, pasando a otra cosa directamente.

# Capítulo 8

# Sueño 7

En este sueño me encuentro en un hospital
tendido en la cama y junto a mi mujer y mi hijo
que me hablaban llorando y muy afligidos, en
cambio yo me reía, porque en realidad era una
broma que les estaba gastando yo a ellos.

Tenía echa una traqueotomía y una operación
de pulmón, recuerdo que les decía que se fueran
que no era nada que me encontraba bien, lo
que paso es que se me fue un poco de las
manos ya que lo publique también en
Facebook, Insta Gram, y más redes sociales,
entonces aquello se llenó de familiares y amigos
que querían verme. Era por eso que yo quería
que se fuesen, levantarme y acabar con la
broma, pero no había manera de que se
despegaran de mí. Los veía llorar y me daba
mucha pena por ellos porque para mí todo

aquello era una broma, cosa que después por desgracia resultó ser verdad.

Momentos después me encuentro en la puerta de una clínica, ya recuperado, con mi mujer y mi hijo, se la quería enseñar a ellos y presentarles a los enfermeros y enfermeras.

Y entonces resultó que me acostaron en una de las camas que había en una habitación me colocaron tubos y catéteres por los brazos e hicieron salir a mi familia del lugar, yo suplicaba que me soltaran que tan solo les había llevado allí de visita solo para enseñarles la clínica, pero que yo estaba bien y nada ellos con la suya diciéndome que estaba muy mal y que no podía moverme de allí, y la cuestión es que en esos momentos de verdad no podía moverme.

Había algo que hacía que yo no me pudiese levantar, mi cuerpo empujaba hacia abajo sin poder levantarme, no podía moverme ni para los lados. Las personas que estaban a mi cuidado eran un poco raras no parecían humanas, pero en cambio de aspecto eran como nosotros hablaban, caminaban actuaban igual que nosotros. Pero en cambio tenían unos movimientos muy repetitivos. Tenían sus protocolos muy raros entraba uno, me decía una cosa o me tomaba la temperatura y se iba hacia el lado contrario por el que había entrado, al rato entraba otro y lo mismo. A veces giraba la cabeza hacia la izquierda y los veía detrás del cristal hablando y riendo, los llamaba pero no venían, pero notaba su presencia por detrás de mí, tocando una serie de máquinas que tenía detrás mío, y notaba como las tocaban y aparecían otra vez por la derecha haciéndome algo, una inyección, cambio de tubo e incluso me lavaron la boca.

De ese hospital desaparecí pronto y entre en otro, pero rodando por el suelo y oyendo decir: este no es nuevo ya ha estado por aquí.

Me colocaron en una cama y apareció un señor con bata blanca y una bandera independentista grande cosida en la bata, el cual me dijo que se iba a encargar de mí que era mi médico particular, después en la realidad resulto ser Jordi, el enfermero, con el que había estado en otros sueños de aventura.

Y los que estaría después.

# Capítulo 9

# Sueño 8

Otro sueño figuraba que era fin de semana y la enfermera de la tarde que me asignaron como todas me preparó el interruptor para llamarla en caso de que necesitase algo, pero este en cambio lo saco de su bolsillo, no era el que me daban siempre que estaba conectado mediante un cable largo a la cabecera de la cama.

Al momento de irse el aparatejo empezó a sonar y como es natural  vino la enfermera yo le dije que no la había llamado ella marchó y seguimos igual yo en la cama y ella trabajando pero no habían pasado cinco minutos que aquello ya estaba sonando otra vez y ahí la tienes otra vez que vuelve  a ver que quiero y otra vez la misma cantinela yo no te he llamado. A mí también me fastidiaba porque no podía descansar.

Todo cambio cuando llego el novio que también era auxiliar y empezó a cabrearse cada vez que sonaba el dichoso aparato, llego a venir él una de las veces a ver que quería, le explique lo que pasaba con el timbre pero no le convenció mucho, pero bueno se marchó sin decir nada.

Un rato más tarde estábamos en una sala comedor y yo deje el interruptor en una esquina de la mesa y cada vez que sonaba les señalaba el aparato y veían que no era yo, pero claro yo tenía que tener uno de esos ya que era la norma por si me pasaba algo.

Era una sala en la que estábamos más gente, bueno personal del hospital, parecía una estación de metro con un túnel y unas columnas. Por allí llegaban los enfermeros que entraban y salían de los turnos.

Me encontraba de nuevo en mi cama.

Enfrente como tenía la sala de médicos y en fin de semana no estaban porque se iban a otra sala del hospital, de repente veo entrar al novio de la enfermera y por el cristal que era traslucido, veo por su silueta que se está desnudando.

Empezó a llamar a su amiga insistentemente y ella que estaba en la sala de al lado hablando con las compañeras tardo en acudir, e hizo lo mismo que él y seguidamente se pusieron a hacer el amor sin ningún miedo ni prejuicio por si entraba algún compañero en la sala, cosa que era habitual ya que entraban a los ordenadores a mirar algunas cosas de los pacientes.

Al terminar, al cabo de un rato, ella se vistió y la vi salir de la sala con cara un poco triste, y se fue a la sala que también estaba frente a mi habitación y se puso a hablar con una compañera de turno, mientras el novio llamándola pero ella no le hacía ningún caso, según le contaba que mientras había estado con ella se le escapó al novio que le había sido infiel con otra compañera, entonces ella decidió cortar con él aunque tenían un hijo juntos.

Lo mejor del caso es que esto aunque yo estuviese dormido no fue un sueño ya que estos enfermeros existían de verdad al igual que su relación rota. Además a él lo recordé un día de los que me venían a lavar y una enfermera se extrañó de mi pene y él le dijo que estaba operado, que lo sabía porque él era judío y se lo hacían a ellos.

Ese mismo día había una gran manifestación independentista en la que querían cortar la Gran Vía y paralizar la llegada al aeropuerto, muchos de los enfermeros salieron corriendo, el primero en salir corriendo fue este, a cortar la carretera e iban vestidos con las camisetas independentistas.

Quedaron pocos en la sala de enfermos, aunque yo solo los veía pasar corriendo puesto que estaba en la primera habitación de la planta.

Después de un tiempo empezaron a llegar los enfermeros de la manifestación muy contentos y queriendo ver la televisión  para ver si salían en primera línea, y si hubo algunos que decían "mira estoy ahí "

# Capítulo 10

# Sueño 9

Estando yo en mi habitación, vi como en la sala de médicos, que como era fin de semana no estaban allí, estaba Jordi sentado frente al ordenador. En la cristalera de la sala de médicos no ponía médicos sino *"venta de coches: instrucciones elija un ordenador y elija el coche que desee a precios imbatibles"*. Yo con eso alucinaba porque juraría que allí ponía sala de médicos. Pero bueno allí estaba Jordi eligiendo coche, había otro con él y se preguntaban por los modelos, si eran buenos, si consumían poco, las cosas que se dicen cuando estas eligiendo coche. Además tenían una oferta muy buena daban una entrada muy pequeña y si no les convencía el coche a los quince días lo devolvían y así no tenían que pagar las cuotas.

A Jordi esa oferta le gustó mucho ya que se cogía unos días de vacaciones y así se podría ir hasta Italia gastando poco dinero. Eligio un Opel gris me acordaré siempre porque cuando me quede dormido al despertar lo tenía aparcado en medio del pasillo delante de la puerta de mi habitación, si yo ya estaba agobiado imaginaros con aquello delante de mí.

Después Jordi me explicó que se lo compraba porque tenía unos días de vacaciones y los quería aprovechar con su mujer e hijos yéndose a Italia a una reunión de Ángeles que había y de paso hacer un poco de turismo, ya que a ellos les salía muy económico el alojamiento porque les cedían unos pisos de otros Ángeles que también estaban de viaje. Llegarían hasta la ciudad que había bajo el vaticano para los Ángeles que iban de visita. Y cuando volviese del viaje  devolvería el coche  y no tenía que pagar más cuotas y le salía más barato que alquilar uno.

Llegó el esperado día que se tenían que marchar, Jordi estaba dando las instrucciones al enfermero que quedaba en su puesto al cargo de todos nosotros.

Allí estaban la mujer de Jordi y sus hijos en la sala de médicos, tengo que decir que la mujer era médico y fue una de las que me atendió a mi cuando salí del coma. Estaban en la sala los tres con unos perritos que parecían de verdad, de echo yo no les veía diferencia, ladraban, caminaban eran como muy reales. Ahora eso si eran unos pesados porque cuando llevaban un tiempo sin tocarlos se ponían a ladrar, y eso fue lo que me hizo confundirlos con los verdaderos, ya que al tenerlos enfrente me tenían la cabeza loca. Además cuando entraba alguna compañera de Jordi a la sala siempre le hacían algo a los perros y a la a ladrar, uf que pesadez.

Empezaron a saltar alarmas, y todo el mundo se movilizo rápidamente, muchos enfermos tenían fiebre y dolores por el cuerpo. Jordi recordó lo de su ciudad bajo la tierra y se puso en contacto con otros hospitales, era un virus que desconocían. No podían marcharse había que solucionar aquello. Se puso en contacto con otros hospitales y le dijeron que llamase a un hospital de Roma que había pasado algo similar y que le darían una solución.

Efectuó las correspondientes llamadas y les dijeron que ellos tenían unos anticuerpos para solucionarlo. Debía decirles cuantas dosis necesitaba y que se las enviarían al momento en un camión. Su mujer y sus hijos seguían en la sala pero cerrada, el niño parecía que se estaba poniendo mal, cada vez peor, tosía mucho y tenía fiebre.

Le dijeron que delante del camión llegaría un coche con unas dosis para los más graves, ya que el coche corría más que el camión

Cuando llego el coche con las dosis para la prueba, empezó por su hijo seguido de su mujer e hija, pero me sorprendió cuando vino a mi habitación y me puso el anticuerpo a mí también. Espero un rato para ver como afectaba y si se solucionaba el problema. Pero ya no podían marcharse se tenían que esperar, para ver resultados y poder marchar tranquilos.

Eureka aquello funcionaba el niño ya estaba bien y además eran muy rápidos los efectos, se esperó a que llegara el camión con las dosis para

tos los demás y organizar la distribución entre
todas las personas, aunque estuvieran bien,

Jordi hablaba con los compañeros y estos le
decían que se fuese que ya se encargaban ellos
de hacerlo, pero Jordi no quiso marchar hasta
que no estuviera todo en marcha. No se iba
tranquilo dejando ese problema en la planta.

Le suena el teléfono con el anuncio de que el
camión estaba a tan solo cinco minutos del
hospital, lo hicieron bajar al sótano, ahí hubo un
poco de retraso por la altura del camión con
respecto al techo, al final deciden que puede
bajar y que entraría  de sobras, el camión
comienza a bajar por la rampa y de golpe un
estruendo, bruuumm, el camión con la parte
trasera destroza una parte de la pared y queda
doblada la caja del camión, no habían contado
con que al bajar la rampa la parte trasera se
levanta con respeto a la delantera.

De momento debido a las prisas deciden
descargar las dosis y después ya se mirarían los
daños del camión, y de la pared del hospital.
¿Cómo lo iban a hacer? Pues habían ideado que
a los enfermos les entraría por el sistema de
aireación que había en cada habitación.
Tocaban a medio bote persona y había los
justos no podía haber error.

Tenían unas listas con los nombres del personal y los enfermos y como en teoría ya estaba todo preparado y Jordi marchó con su mujer y sus hijos hacia Italia.

Encima de una mesa muy larga estaban puestas todas las dosis y Alberto, al que habían dejado al cargo, comenzó a distribuir por los servicios de ventilación de las habitaciones, a mí también me volvió a entrar una dosis, estaba doblemente protegido, el problema vino cuando empezó a llamar por sus nombres a los compañeros para darles las dosis del anticuerpo, cuando ya había terminado el reparto, vino muy cabreado el auxiliar que explique antes que había dejado embarazada a una compañera, diciendo que por qué no tenía dosis, lógico yo tenía dos, pero eso no lo sabía Alberto ya que me la había dado Jordi antes de marchar y no había dejado dicho nada sobre eso.

El auxiliar seguía muy cabreado y con mucho miedo ya que era la única persona que no estaba inmune, o sea que le podía pasar cualquier cosa, Alberto le dijo que no se preocupara que habían pedido más dosis y que no tardarían en llegar.

Después de esto marcharon al sótano donde estaba el camión aparcado, el conductor se echaba las manos a la cabeza al ver el daño del camión, pero los enfermeros se preocupaban por el destrozo de la pared de entrada al sótano. Le preguntaron si podía volver así al almacén de retorno y que hablarían con su jefe para evitarle responsabilidades, el camionero dijo que si y se marchó.

Seguido de todo este episodio me encuentro siguiendo el coche de Jordi, lo note un poco raro, iba haciendo como eses y no lo veía conducir muy bien. De pronto veo que se desplaza contra una rotonda, de esas que hay en las carreteras, y queda subido en ella.
Ya sabía yo que no iba bien.
Llamaron a una grúa para ver que se podía hacer y si podían continuar el viaje.
Cuando llego la grúa les dijo que tenían la transmisión rota y que si quería los remolcaría hasta el taller más cercano.
A todo esto os recuerdo sigue siendo de noche sigo sin ver el día.
Yo vuelvo a mi cama y me despierto viendo que ya había vuelto Jordi de su viaje todo estaba bien y estaban todos en la sala de descanso riéndose y enseñando fotos del viaje y explicando lo que les había pasado, debido al

accidente y tener que reparar el coche se quedaron sin dinero para llegar hasta  Italia y tuvieron que conformarse con quedarse en Barcelona. Explico que estuvo alojado en la cuidad de Ángeles que había bajo la catedral de Barcelona, se lo pasaron muy bien e hicieron varias excursiones por la ciudad. El problema que tenía era que el coche había que devolverlo en perfecto estado, y no tenía cash para hacerlo, todos los compañeros hicieron una recolecta para dársela a Jordi, en la que hasta yo participe.

# Capítulo 11

## Sueño 10

Esta vez las camas están situadas de otra manera, y estamos haciendo una serie de ejercicios para saber quién podía salir de donde estábamos atrapados. Había que mirar el marco de la ventana en la cual había una calavera, que en realidad era una cámara que controlaba la retina de cada uno de nosotros. Debíamos de estar mirando fijos a la cámara y entonces a los pocos minutos se encendía un led debajo de la cámara, así estuvimos días y noches haciéndolo, lo peor fue cuando dijeron que era el último día para conseguir llegar a la parte de abajo con todas las luces encendidas.

A mí me quedaban dos leds de aquellos.

Pasamos a una fase en la que había un cronometro y nos controlaban pero esta vez iba más lento todo, parecía que daba tiempo de llegar pero cuando mirabas el controlador apenas se había movido. Se acababa el tiempo y el que no pudiese aguantar y llegar quedaría allí en aquella oscuridad unos días más, me quedaba poco pero se me acababan las fuerzas para mantenerme mirando fijo la calavera y entonces quise hacer trampa y me intente arrancar las vías que tenía puestas en el brazo izquierdo, no podía y a la vez me hacía daño al tirar del tubo que tenía metido en la vena. Sonó el final y me dejaron allí otra vez, y se excusaban en que no estaba preparado para salir al mundo de nuevo. Yo les decía que estaba ya bien pero nada tuve que empezar con el mismo ejercicio de nuevo otra semana, esta vez la cosa ya se me hacía muy pesada no aguantaba tanto tiempo como antes mirando la cámara e intente adivinar si había otra manera de hacerlo y que las luces se encendieran. Días más tarde cuando ya pusieron el contador para decir quien salía, conseguí encender todas las luces y así poder salir de aquel infierno.

Cuando salí del coma resulto que las luces que yo veía era la persiana que subían y bajaban los enfermeros cuando debían de hacerme algo, lavar cambiar el pañal, etc.

Y la cámara era una bola que había encima de la persiana.

Yo me fui de la UCI a planta viendo aquello como una calavera. Y mira que pasaron dís en la UCI

# Capítulo 12

## Sueño 11

Muchas noches veía llegar a un policía francés, a la sala de médicos, llegaba en su bicicleta se sentaba en una mesa dejando el casco encima de la mesa y se pasaba tiempo allí sin hablar con nadie, como si estuviera esperando que le trajesen algo, o le hubiesen dicho que me vigilara no se puesto que no vi ninguno más por allí.

Una vez que salí del coma los efectos del Propofol aún me duraron algo más de tiempo.

Recuerdo la primera vez que vi a mi mujer, mi hijo y mi sobrino David, que los volví locos. Fue entonces cuando me di cuenta que no podía hablar de verdad, le decía a mi hijo que apagase la máquina que tenía detrás de mí, le insistía diciendo que aquello era un sueño que la parara y que nos fuéramos de allí. Me decía que estaba loco que yo estaba muy mal y que aquello no lo podía tocar el que era lo que mantenía con vida ya que era el respirador.

Mi mujer me preguntaba si la conocía si me acordaba que tenía un gatito, yo le decía que si pero no la miraba yo seguía mirando la calavera de la ventana, aquello todavía no se me había ido de la cabeza. También les decía que mirasen en el techo, en las salidas de la ventilación que estaba escrito el nombre de la empresa del primer sueño, me decían que no ponía nada, yo cabezón que sí y los hice entrar a mi hijo y sobrino a la sala de médicos a que fotografiaran la salida de la ventilación para que pudieran leer el nombre.

Incluso cuando me enseñaron la fotografía yo veía el nombre y ellos no.

Nombre que también leía en la caja de basura donde tiraban los papeles que rompían, era una caja alta de cartón con el nombre de la empresa impreso alrededor de la caja. Tampoco me lo creyeron.

Cuando estaba más o menos bien me contaron que aquella noche se habían ido con mucha pena porque se creían que les estaba pidiendo que parasen las máquinas y que me quería morir, nada más lejos de la realidad

Días después tuve también momentos de confusión debido a que tuvieron que hacer unas broncoscopias y claro cómo debían de dormirme para ello pues cuando despertaba también la liaba. Una noche me empecé a pelear porque yo decía que me habían cambiado de planta y que mi familia estaría en la otra planta esperando para verme, no había manera de que se convencieran de que yo estaba en lo cierto. Yo les decía que por eso tenía varias pulseras, porque eran de la otra planta.

Después los veía por una ventana pequeña que había en mi habitación y les decía que les abriesen para que entrasen que tenían que verme, que llevaban mucho rato y que nadie les abría la puerta.

Aquella noche lo pase verdaderamente muy mal porque cuando ya estuve calmado y ya llego la hora de visita entraron los míos" los tres de siempre Nieves, Guille y David," yo incluso me reía con ellos, pero me quedaba muy triste cuando se iban, ya que solo los dejaban estar una hora.

Pero digo que lo pase mal porque al haber estado todo el día hasta las ocho de la noche anestesiado pues no tenía nada de sueño y claro allí se empecinaban en que tenía que dormir, recuerdo que la enfermera de la noche, canaria y muy simpática, me decía Guille duérmete que es muy tarde llego a venir con un diazepan para tranquilizarme pero no deje que me lo pusiera en la boca, movía la cabeza de lado a lado y no le dejaba. Era lo único que podía mover.

Sobre las cinco de la mañana ya me quede un poco dormido, pero ya sabemos cómo son los hospitales cambian el turno y los de la mañana ya venían a molestar y entonces ya no era capaz de dormir hasta la noche.

Nieves también venía a visitarme al mediodía que también había una hora de visita.

Otra de las noches que vinieron les hice entrar en sala de médicos porque había dos gatos tamaño de una pantera, los había visto llegar hacia mucho rato, después de la visita del mediodía y estuve toda la tarde mirando la puerta y no salieron, los trajo el yerno de la doctora jefe, que estaba esta semana de guardia, y que a su vez era el novio de la doctora había estado ese día de guardia.

Les hice entrar porque no los había visto salir de allí y eso que, estaba vigilando, creo que si llego a estar más tiempo allí acabo ingresado en Sant Boi pero por loco.

La cuestión es que yo me lo creía todo interiormente, lo vivía, para mí era todo una realidad.

Con este relato tan solo quiero dar a conocer mi experiencia de lo que he vivido en un coma inducido, y efectos posteriores, no pretendo que sea una novela ni un relato científico, ni un best seller, tan solo quiero eso que la gente sepa lo que yo viví durante esos días.

Algunos se preguntaran como lo he podido describir tan exacto, pues de verdad no he añadido nada de nada, lo que pasa que desde que desperté no quise olvidar nada era una vivencia que yo quería recordar, lo que pasa que no tenía en mente escribirla. Si tomar borradores con el móvil y la libreta que me trajeron. Además si se observa como está escrita veréis que faltarían diálogos, la calidad de un novelista, y es porque yo solo he escrito lo que recordaba, claro que podía haberlo adornado un poco pero ya no sería mi experiencia, mi pesadilla mi efecto en la cabeza, sería una simple novela.

Quiero dar las gracias a todos los que se han preocupado por mí y han estado en esos momentos tan duros para mí.

Y también quiero dar las gracias a todos los decidan leerlo. Un beso y abrazo a todos.

# BIBLIOGRAFIA

- La *introducción* esta sacada de un artículo del doctor José Miguel Montes, anestesista y jefe técnico de la Unidad de Cuidados Intensivos (UCI) Adulto de Clínica Alemana.

- *Comienza el viaje* está basado en los informes aportados por el Hospital de Bellbitge